Wolfgang Putschky

Der Weg aus der Angst

Themen des Lebens

JOHANNIS
LAHR

Bildnachweis:
Umschlagbild: K. Radtke
Innenbilder: S. 9 oben: J. Breuer; S. 9 unten: J. den Besten; S. 13: U. Schneiders; S. 17 oben: W. Rauch; S. 17 unten: G. Weissing; S. 21: F. Jenne; S. 25 oben: G. Trautwein; S. 25 unten: W. Putschky; S. 29: L. Bertrand; S. 33 oben: R. Rauth; S. 33 unten: Chr. Baumgartner; S. 37: H. Herfort; S. 41 oben: W. Rauch; S. 41 unten: TH-Foto-Werbung; S. 45: V. E. Janicke; S. 49 oben: W. Meisel; S. 49 unten: M. Ruckszio; S. 53: W. Rauch; S. 57 oben: W. Putschky; S. 57 unten: W. Heidt; S. 61: W. Schneider

Die Deutsche Bibliothek – CIP-Einheitsaufnahme

Putschky, Wolfgang:
Der Weg aus der Angst: Themen es Lebens / Wolfgang Putschky. –
Lahr : Johannis, 1995
(Johannis-Geschenktaschenbücher ; 7043)
ISBN 3-501-07043-8
NE: GT

ISBN 3-501-07043-8

Johannis-Geschenktaschenbuch
Themen des Lebens 07 043

Umschlaggestaltung: M. Hütter, Schwäbisch Gmünd
Gesamtherstellung:
St.-Johannis-Druckerei, 77922 Lahr
Printed in Germany 12263/1995

Inhalt

Angst – eine erste Bestandsaufnahme

Es ist erst einige Jahre her. Ein Bekannter schenkte mir eine Cassette mit Liedern, die er teils selbst getextet und vertont hat. Eines hat sich mir besonders nachhaltig eingeprägt. Der Kehrvers dieses Liedes ist wie ein Spiegel, aus dem das wahre Gesicht unserer Zeit herausschaut: »Die Angst, die Angst hat sich breitgemacht, hat viel Unruhe in unsere Herzen gebracht . . .!« Angst ist die Krankheit unserer Tage!

Wohl geht die Angst seit Menschengedenken um. Auf allen Kontinenten, bei allen Völkern ist sie zuhause. Sie sucht Menschen in Städten und in Dörfern heim. Sie ist in Luxusvillen und in Elendshütten bekannt. Sie trifft Wohlhabende und solche, die den Pfennig zweimal umdrehen müssen. Sie kann kleine Kinder und hochbetagte Alte beschleichen. Nein – die Angst ist keine neue Erscheinung, die es in der sogenannten »guten alten Zeit« nicht gegeben hätte.

Und doch hat die Angst in unseren Tagen Hochkonjunktur wie wohl nie zuvor. Sie hat sich wirklich in einem erschreckenden Maße breitgemacht. Eine Satire über den modernen Menschen, die in einem rheinischen Kabarett zu Gehör gebracht wurde, beginnt mit dem Reim:

»Lebensangst und Kreislaufstörung,
Hasten, Jagen, Kampf und Gier!
Was stabil ist, ist die Währung,
was labil ist, das sind wir . . .!«

Je leerer die christlichen Kirchen und Kapellen werden, desto mehr füllen sich die Wartezimmer der Nervenärzte. Je mehr ungelesene Bibeln in den Regalen verstauben, desto schneller wächst die Produktion okkulter Schriften und Artikel. Je weniger gebetet wird, desto mehr Tabletten werden geschluckt. Spitzenreiter unter den Arzneimitteln sind jene, die gegen Ängste, innere Unruhe und Schlaflosigkeit genommen werden, – tonnenweise!

Eugen Roth, der sicher nicht im Verdacht steht, ein frommer Dichter gewesen zu sein, reimte einmal: »Wer nicht mehr traut auf Gottes Willen, ersetzt sein Nachtgebet mit Pillen ...!«

Mit allem, was die Angst – wenigstens vorübergehend – betäubt, lassen sich heute glänzende Geschäfte machen. Alkohol und Drogen, laute Geselligkeit und heiße Musik, Glücks-Dragées und Glücksspiele, schneller Genuß und weitere Arten von künstlichen Paradiesen sind gefragt wie selten zuvor. Wer sich darauf einläßt, schöpft aus rissigen Zisternen; die haben nur Wasser auf Zeit, dann sitzt man auf dem Trockenen! Es ist wie der Versuch, einen großen Ball unter Wasser zu drücken. Das gelingt eine Weile; bald jedoch lassen die Kräfte nach und der Ball kommt wieder nach oben. Der Mensch lebt schweißgebadet, wie auf der Flucht, und spürt deutlich, daß ihm die Angst unerbittlich auf den Versen bleibt und ihn einholen wird.

Wer behauptet, keine Angst zu kennen, ist wenig glaubwürdig. Auch wo man sich selbstsicher gibt und den Seemann spielt, den nichts erschüttern kann, schlägt wie oft die Angst den Takt im Hintergrund.

Jedem kann es angst und bange werden. Angst hängt mit dem Eigenschaftswort »eng« zusammen; das Wörtlein »eng« steckt auch in dem Wort bange. Wenn man in die Enge getrieben wird, kommt Angst auf. Wenn einen Menschen die Angst überfällt, wird's ihm in irgendeiner Hinsicht immer eng. Manchmal kann er das bis ins Leibliche hinein spüren. Der Begriff Angina zum Beispiel geht auf das lateinische Wort angor – Angst, Beklemmung – zurück. Menschen, die unter den mancherlei Arten von Angina leiden, denen es mitunter den Atem nimmt und die einen großen Druck auf dem Herzen verspüren, wissen ein Lied von den Ängsten zu singen, die buchstäblich die Kehle zuschnüren.

Dieses Buch will einen Weg zeigen! Nicht einen Weg unter anderen möglichen Wegen, sondern den einzigen Ausweg; den Weg aus der Angst heraus!

Es wird von dem Schlüssel die Rede sein, der die Tür aufschließen kann aus dem Gefängnis der Angst. Die Lektüre diese Buches soll zu einem »Schlüsselerlebnis« führen im Umgang mit der Angst.

Zunächst aber gilt es, nüchtern und ehrlich allerlei Beobachtungen weiterzugeben über verschiedene Arten und Ursachen der Angst, damit hernach auch die ermutigenden, frohmachenden und Geborgenheit schenkenden Worte fallen können.

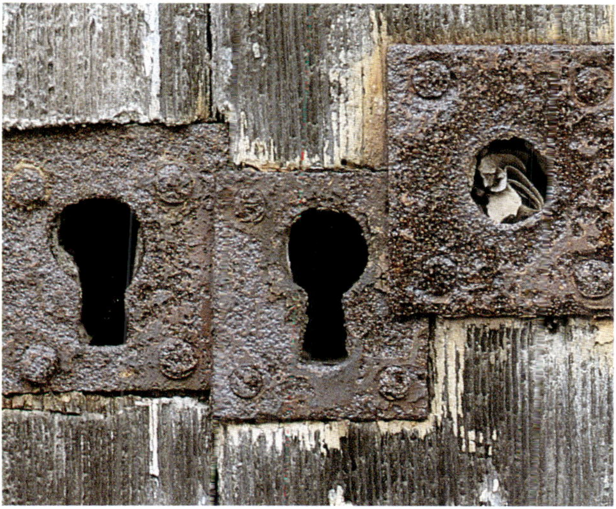

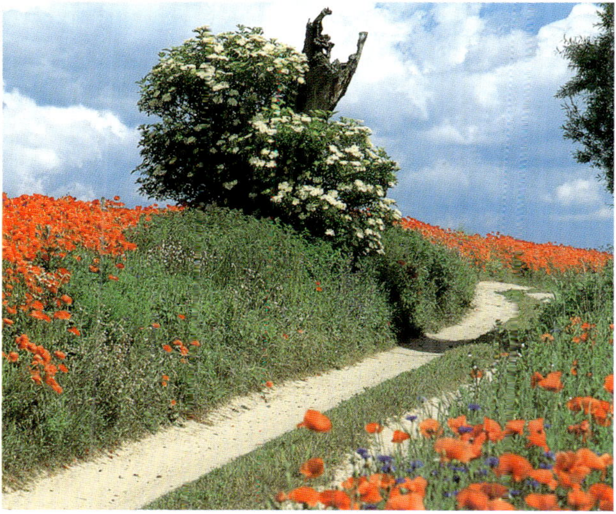

Die Angst vor der Zukunft

Menschen wird es leicht angst und bange, wenn sie an die Zukunft denken. Was kommt auf uns zu? Schon diese eher allgemeine Frage kann beunruhigen und Ängste auslösen.

Wird der äußere Friede erhalten bleiben? Wie oft hat die Geschichte, gerade auch die jüngere Geschichte gezeigt, daß der äußere Friede an einem seidenen Faden hängt. Wer noch selber den letzten Weltkrieg miterlebt hat, wer nicht weghört und wegschaut bei den Dokumentationen des Grauens von den mancherlei Kriegen, die beständig irgendwo auf unserem Globus geführt werden, dem kann die offene Frage »Krieg oder Frieden« durchaus schlaflose Nächte bereiten. Viele treibt die Frage um, wie es wirtschaftlich weitergehen wird. Aufschwung oder Abschwung? Ist mit einem steigenden Anwachsen der Arbeitslosigkeit zu rechnen oder wird ein neuer Konjunkturboom die Beschäftigungszahlen wieder steigen lassen?

Nicht wenige machen sich Sorgen im Blick auf die Umwelt. Werden auch unsere Kinder und Enkel noch schattige Wälder und blühende Wiesen vorfinden? Sauberes Wasser und gesunde Luft? Ist ein Supergau zu befürchten, der die Katastrophe von Tschernobyl weit in den Schatten stellen wird?

Wieder andere fragen besorgt, wann die Hungerbombe so explodieren wird, daß es auch die reichen Länder einschneidend spüren werden. Schon jetzt verhungern täglich Zehntausende von Menschen – nicht wegen der Kurzsichtigkeit des Schöpfers! Der hat die Erde so üppig ausgestattet, daß sie mühelos 15 Milliarden Menschen ernähren könnte. Auch nicht wegen der Ungerechtigkeit Gottes! Die Hungertoten gehen nicht zu seinen Lasten, sondern zu Lasten der vielen Millionen, die gedankenlos oder bewußt im Überfluß leben.

In einer deutschen Großstadt steht seit Jahrzehnten eine sogenannte Hungeruhr, die in kürzesten Abständen einen schrillen Ton von sich gibt – immer dann, wenn ein Mensch verhungert. Tausende gehen täglich mit prallgefüllten Einkaufstaschen und vollen Mägen ungerührt daran vorbei.

Neuerdings liest man auch in seriösen Zeitungen von Medien- und Computerphobien. Menschen erleben die uferlose Telekommunikation und die unübersehbare Computerlandschaft als Bedrohung; auch junge Leute. Familien beklagen, daß der Faden des Gesprächs miteinander immer dünner wird und trotz aller Unterhaltung die Einsamkeit wächst. Die Zahl derer, die sich medien- und computersüchtig beim Psychiater melden, hat in Deutschland die Millionengrenze in Kürze überschritten.

Der Blick in die Zukunft vermag aber auch noch sehr viel persönlichere und konkretere Ängste auszulösen. Viele Situationen, in die der Mensch geraten kann, werfen überaus beunruhigend die Frage auf: »Was kommt auf *mich* zu?«

Vielleicht liegt ein Arztbesuch hinter mir und ich warte nervös auf die Diagnose. Ob die Beschwerden eine harmlose Ursache haben oder der Beginn einer unheilbaren Krankheit sind?

Mag sein, ich erlebe gerade die Krise einer Beziehung. Der andere und ich sind zwar noch nicht geschieden, doch wir stehen deutlich an einem Scheideweg. Kann ein neues, vertrauensvolles Miteinander aufblühen oder kommt es zum Zerbruch – mit all den seelischen Wunden und anderen schmerzlichen Folgen? Womöglich treibt mich die Sorge um im Blick auf ein Kind, das keinen guten Weg geht. Tritt in absehbarer Zeit eine Änderung, eine Wende zum Besseren ein oder wird das Kind vollends auf die schiefe Bahn geraten?

Manch einer erschrickt beim morgendlichen Blick in den Spiegel. Das unaufhaltsame Fortschreiten des Alters läßt sich nicht beliebig lange wegfärben und zuschminken. Das Nachlassen der Sinne und das Schwinden früherer Kräfte kann man auf Dauer nicht überspielen. Alt werden will jeder; älter werden will kaum einer! Wie wird man mit dem Alter fertig?

Manche leiden unter Minderwertigkeitskomplexen. Vielleicht wurden sie beruflich, gemeindlich oder privat an den Rand gedrängt. Oder sie vergleichen sich ständig mit anderen, die erfolgreicher sind als sie; die mehr beachtet weden; die glücklicher zu sein scheinen. Angst vor zunehmender Vereinsamung kriecht in ihnen hoch.

Und natürlich wird der Mensch von Ängsten befallen, wenn er ans Sterben denkt. Wann und wie wird mich der Tod ereilen? Und was kommt danach?

Viele laufen mit feuchten Händen und erhöhtem

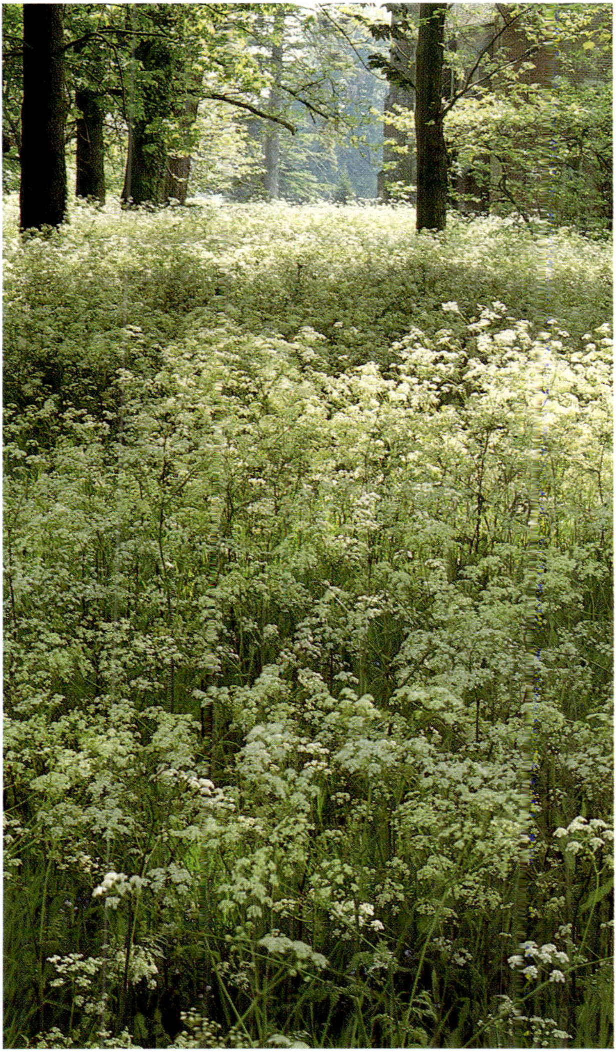

Puls herum, weil sie Angst haben. Oft können sie nicht einmal konkret sagen, wovor. Und wenn sie für Stunden oder Tage aus dem Loch der Angst heraus sind, packt sie die Angst vor der Wiederkehr der Angst. Die einmal erlebte und erlittene Angst wird zum Einstieg in die Panik!

Was kommt auf uns zu? Was kommt auf mich ganz persönlich zu? Es ist durchaus gut und heilsam, diesen und ähnlichen wesentlichen Fragen standzuhalten. Sich auf die Suche nach stichhaltigen Antworten zu machen. Nicht wenige weichen solchen Fragen törichterweise aus und verhalten sich wie jene berühmtberüchtigten Affen, von denen sich der eine die Ohren zuhält, der andere die Augen schließt und der dritte die Pfoten aufs Maul legt – nichts hören, nichts sehen, sich nicht äußern.

Paul Weber hat eine ziemlich makabre Karikatur gezeichnet. Er hat den Augenblick festgehalten, wo ein aus dem vierzehnten Stockwerk gestürzter Mann gerade am weit geöffneten Fenster der siebten Etage vorbeifällt und einem dort entsetzt Herausschauenden schmunzelnd zuruft: »Bis jetzt ist alles gut gegangen!« Ein Narr, wer die bohrenden Fragen nach der Zukunft verdrängt und statt dessen gedankenlos in den Tag hineinlebt.

Was kommt auf uns zu? Was kommt auf mich zu?

Die einzige ehrliche Antwort lautet: Wir wissen es nicht! Wir Menschen können diese Frage von uns aus nicht beantworten. Es steht in keines Menschen Macht, den Vorhang von der nahen oder fernen, globalen oder persönlichen Zukunft wegzuziehen. Es ist die reine

Wahrheit, was der jung verstorbene deutsche Dichter Novalis in einer Verszeile aussagt: »Die Zukunft ist ein dunkler Schlund!«

Natürlich – an allgemeinen und konkreten Mutmaßungen hat es nie gefehlt. Prognosen wurden und werden immer gestellt. Aber sie haben allesamt die Qualität des alten Meteorologenwitzes: »Wenn der Hahn kräht auf dem Mist, dann ändert sich das Wetter oder es bleibt, wie es ist!«

Prognosen gab und gibt es im wissenschaftlichen Gewand. Eine berühmte Studie aus den sechziger Jahren prophezeite, Ende der achtziger Jahre könne es keine größeren, zusammenhängenden Wälder in den Vereinigten Staaten von Amerika mehr geben. Der enorme Papierbedarf würde das wahnwitzige Abroden der Wälder unausweichlich machen. Statt dessen verbringen auch um Ende des zweiten Jahrtausends Millionen Europäer erholsame Urlaube in den nach wie vor schönen und schattigen Wäldern der USA. Eines von vielen Beispielen, wie gründlich sich auch renommierte Wissenschaftler mit ihren Angst und Schrecken einflößenden Vorhersagen geirrt haben.

Unverantwortlicher und gefährlicher noch sind Prognosen aus der okkulten Ecke. Gott warnt eindringlich davor!

Schon als Kind hat sich mir ein dramatischer Fall eingeprägt. Einige Jahre nach dem zweiten Weltkrieg suchte eine Frau eine Wahrsagerin auf, um zu erfahren, ob ihr in Rußland vermißter Mann noch am Leben sei. Die Wahrsagerin bestätigte das nicht nur, sondern sagte die Heimkehr des Mannes innerhalb eines Monats voraus. Tatsächlich – nach knapp vier Wochen konnte die Frau ihren Mann in die Arme schließen. Natürlich verbreitete sich die frohe Kunde wie ein Lauffeuer. Eine andere Frau in ähnlicher Lage vereinbarte für teures Geld ebenfalls einen Termin mit der nämlichen Wahrsagerin. Dieser Frau wurde allerdings versichert, ihr Mann sei schon vor einem Jahr gefallen. Mit den Nerven am Ende erhängte sich die Frau noch am gleichen Tag. Am nächsten Morgen stand ihr aus Rußland heimgekehrter Mann vor der Tür und brach beim Anblick der Erhängten verzweifelt zusammen.

Wer einen aufrichtigen Umgang mit sich selber hat, muß eingestehen, daß ihn auch seine eigenen Ahnungen wie oft getrogen haben – auf diese oder jene Weise. Dinge sind eingetreten, die man nicht für möglich gehalten hätte – positive und negative. Andererseits hat man vergeblich auf Menschen und Ereignisse gehofft, wo man sich zuvor ganz sicher war.

Nein – kein Mensch hat die Zukunft in der Hand. Kein Mensch kann von sich aus Sicheres über die Zukunft wissen. Wir können nicht einmal die Hand dafür ins Feuer legen, daß wir den Abend eines neuangebrochenen Tages erleben. »Es kann vor Nacht leicht anders werden, als es am frühen Morgen war«, warnten die Alten aus gutem Grund. Als Pfarrer habe ich mehr als einmal erlebt, daß ich tagsüber mit einem Gemeindeglied im Gespräch war, das mir gesund und voller Pläne gegenübersaß, und am Abend stand ich mit den fassungslosen Angehörigen an seiner Bahre.

Das also ist das Eine: Der Blick in die dunkle, verhüllte Zukunft, das ohnmächtige Nichtwissen, was

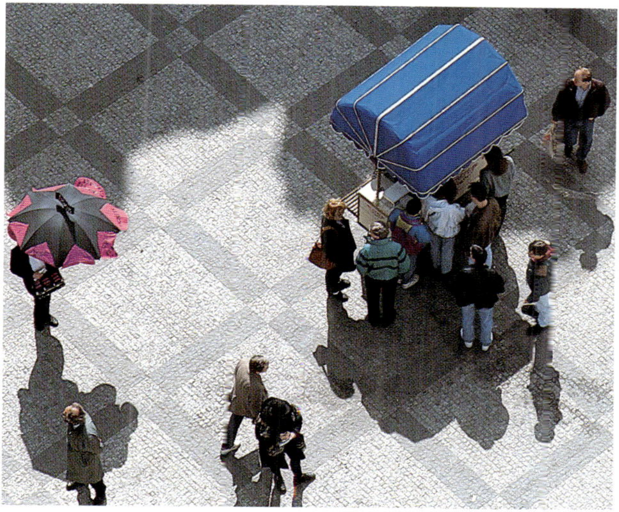

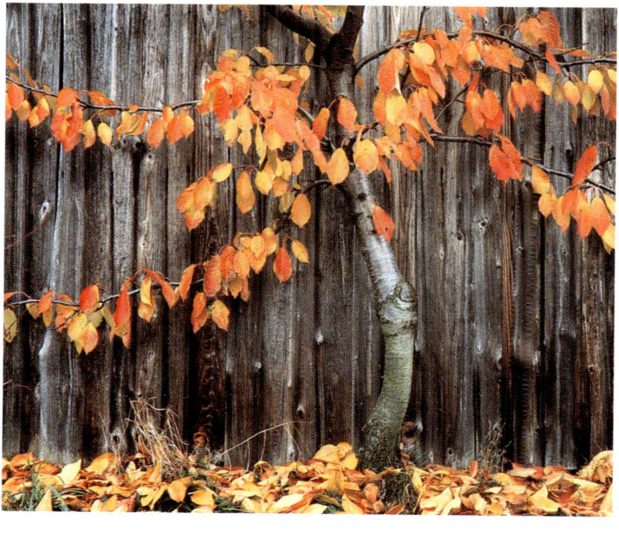

auf mich zukommt, löst Ängste aus. Bei manchem kann sich die Angst vor der unberechenbaren Zukunft bis zur Todessehnsucht steigern. Immer wieder kommt es vor, daß einer durch eine Überdosis Angst in den Selbstmord getrieben wird. Bei anderen kann die Todesangst in eine hektische Lebensgier umschlagen. »Lasset uns essen und trinken, denn morgen sind wir tot« – das ist eine mögliche Konsequenz eines Lebens ohne Hoffnung!

Die Angst vor der Vergangenheit

Ängste können nicht nur ausgelöst werden durch die bange Frage »Was kommt«, sondern auch durch den Blick zurück! Wir gehen nicht nur einer unbekannten Zukunft entgegen; an uns hängt in gleicher Weise eine Vergangenheit; bei vielen Menschen eine unbewältigte Vergangenheit.

In einer Kleinstadt erlaubten sich einige ausgelassene junge Kerle den gewagten Scherz, allen Einwohnern ein Couvert mit einem kopierten, handgeschriebenen Brief zuzustellen, auf dem jeweils ein und derselbe Satz stand: »Es ist alles herausgekommen!« Noch am gleichen Tag, an dem die Post ankam, setzten mehr als ein Dutzend Einwohner ihrem Leben ein Ende. Sie hatten teils über Jahre ein Doppelleben geführt, in beständiger Angst, eine lange verschwiegene Sache könnte eines Tages ans Licht kommen. Nun wähnten sie sich von der Schuld der Vergangenheit eingeholt, und da sie nicht wußten, wohin mit der Schuld, wählten sie den Tod.

Vor dem zweiten Weltkrieg lasen viele die Erzählungen des Schriftstellers Max Eyth. Er war eigentlich Ingenieur und nahm seinen Stoff vor allem aus den Anfängen des technischen Zeitalters. In seiner Novelle »Berufstragik« schildert er einen jungen Ingenieur, der eines Tages durch günstige Umstände einen großen Auftrag bekommt. Er soll über einen meeresarmähnlichen Fluß eine Brücke bauen. Ein schwieriger Auftrag, weil das Einwirken von Ebbe und Flut berücksichtigt werden muß. Man hatte damals ja noch nicht die technischen Mittel unserer Zeit. Als die Brücke fertig ist und am Einweihungstag ein Zug mit prominenten Gästen hinüberfährt, steht der junge Ingenieur im Mittelpunkt des öffentlichen Interesses. Er ist fortan ein gemachter Mann. In London eröffnet er ein Architektur-Büro. Wenig später heiratet er eine reiche Frau. Er hat alles, was das Herz begehrt. Doch in seinem Leben gibt es ein dunkles Geheimnis, von dem nur seine Frau weiß. Immer, wenn es Herbst wird, ist er verschwunden. Er reist zu seiner Brücke. Und wenn nachts der Sturm tobt und der Regen peitscht, steht er, in einen Regenumhang gehüllt, draußen an der riesigen Brücke und hat Angst. Er spürt förmlich, wie der Sturm auf die Pfeiler drückt. Immer wieder rechnet er durch, ob er die Pfeiler auch wirklich stark genug gemacht hat; Zweifel nagen an seinem Innern und Ängste rauben ihm den Schlaf. Wenn dann die Stürme vorüber sind, findet man ihn wieder in London an der Arbeit. Dort ist er ein bekannter Mann, den man aus den renommierten Gesellschaftskreisen nicht mehr wegdenken kann. Keiner merkt etwas von dem dunklen Geheimnis seines Lebens. Max Eyth schildert dann erschütternd, wie der Ingenieur in einer furchtbaren Sturmnacht wieder angstvoll seine Brücke beobachtet. Er sieht, wie ein Zug auf die Brücke zufährt; sieht noch die Schlußlichter. Doch plötzlich sind sie im Toben des Sturmes verschwunden. Da weiß er: Jetzt ist der Zug in das tosende Wasser gestürzt. Die Brücke ist in der Mitte zusammengebrochen.

Eine erfundene Geschichte! Aber doch eine Geschichte, die sehr anschaulich von Ängsten spricht, die viele haben. Es gibt die Angst des Gewissens! Die Angst vor dem Gericht Gottes oder vor dem Entdecktwerden durch Menschen! So menschenkundige Leute wie der Kirchenvater Augustin, der Reformator Luther oder der Philosoph Kierkegaard nannten diese Art Angst sogar die entscheidende Angst. Eine Angst, die in des Wortes buchstäblicher Bedeutung lebensnotwendig sein kann, wenn der Mensch Ausschau hält nach dem, der auch nachtschwarze Vergangenheiten bewältigen kann.

Im Alten Testament schreien immer wieder Menschen in solchen Ängsten zu Gott. Das ist dann jeweils der Anfang einer durchgreifenden Befreiung. Jesaja etwa, der große Prophet des achten vorchristlichen Jahrhunderts, erlebt völlig unvorbereitet die wahrhaftige und leibhaftige Gegenwart des lebendigen Gottes im Tempel und ruft erschrocken aus: »Weh mir, ich

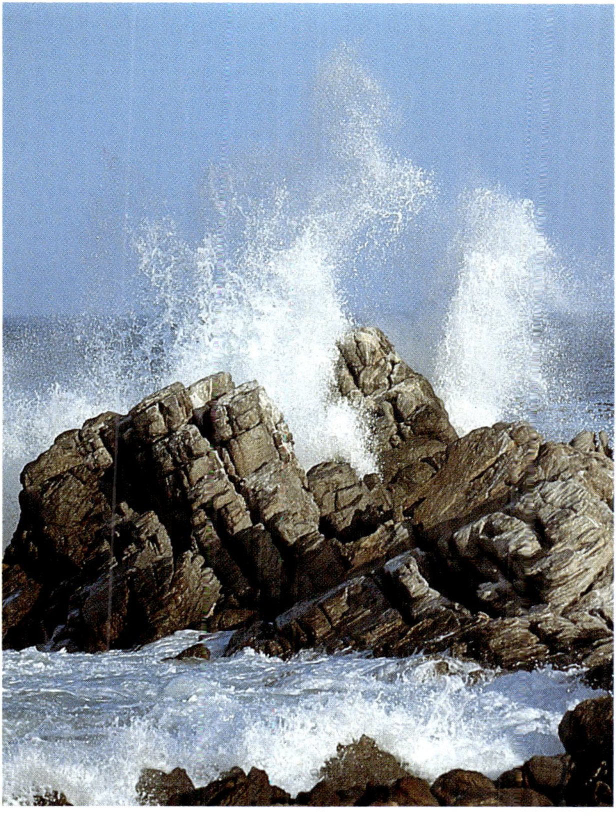

vergehe, denn ich habe unreine Lippen und wohne unter lauter Leuten mit unreinen Lippen!«

Im Neuen Testament gehen Simon Petrus aufgrund eines überraschenden, spektakulären Fischzugs die Augen dafür auf, wer Jesus ist und wer er, Petrus, ist. Da bittet er Jesus auf Knien: »Geh weg von mir, denn ich bin ein sündiger Mensch! Du und ich, wir passen nie und nimmer zusammen!«

Jeder kennt die lähmende Angst des Gewissens aus zahlreichen Kindheitserlebnissen. Tage und Nächte, Schulzeit und Ferienzeit waren überschattet, wenn man etwas angestellt hatte und vor den Eltern verbergen mußte. Die Angst vor dem Entdecktwerden nahm alle kindliche Unbekümmertheit. Auch das beste Essen schmeckte nicht mehr recht. Was für eine Wohltat, wenn endlich alles heraus war – trotz der fälligen Prügel oder der berechtigten Schelte! Jetzt konnte man endlich wieder fröhlich spielen!

Untaugliche Theorien und Therapien

Keiner ging oder geht über die Erde, dem Angst etwas Fremdes wäre. So wundert es nicht, daß mancherlei Theorien über das Phänomen der Angst gehandelt und propagiert werden.

Der amerikanische Forscher Arthur Janov entwickelte die Methode des sogenannten »glaubenslosen« Gebets für glaubenslose Menschen. Wenn ein glaubensloser Mensch schon nicht beten kann oder will, so kann er doch aufschreien, überlegte Janov. So kam er zu seiner »Urschrei«-Theorie bzw. »Urschrei«-Therapie! Zwei Tage wird ein angstgeplagter Mensch isoliert, sein Selbstvertrauen wird systematisch abgebaut. Wenn dann alle inneren Barrieren gefallen sind, wird der Patient bereit, seine Ängste zu erkennen und herauszuschreien; auch solche Ängste, von denen er vorher nichts wußte und deren Ursache weit in die Vergangenheit zurückreicht. Alles Verdrängte soll hinausgeschrien werden. Patienten, die auf diese Weise für viel Geld behandelt wurden, berichten, daß sie zunächst eine Erleichterung verspürt hätten. Dann aber zurückgefallen seien in Ängste und Depressionen. Könnte es anders sein? Was nützt ein Beten und Schreien, das im Weltenall verhallt? Was nützt mir das »Seelische Erbrechen«, wenn sich niemand um die Entsorgung meiner Vergangenheit kümmert?

Andere dozieren, man könne mit psychologischen Tricks zu einem angstfreien Leben kommen. Und in der Tat: Man kann solange üben, nichts mehr ernstzunehmen, weder Gott noch die Mitmenschen weder Situationen noch sich selber, daß man zum Traumtänzer wird. Immer nur lächeln und immer vergnügt! Stets locker, cool und mit Musik! Ich weiß durch zahlreiche Begegnungen als Seelsorger: Wer aus dieser Illusion erwacht, erlebt einen Totalzusammenbruch. Nicht anders ergeht es über kurz oder lang denen, die sich auf den Bluff des sogenannten positiven Denkens einlassen. Es kommt der Zeitpunkt, wo mich ein Mitmensch so empfindlich verletzt, daß die Methode des positiven

Denkens nicht mehr greift und ich ausraste. Vergebung liegt nämlich nicht im Blut des Menschen und auch nicht die Liebe, die unbegrenzt bereit ist, neu anzufangen. Solche großen Möglichkeiten liegen allein im Blut dessen, der am Kreuz für mich starb. Ich habe Menschen kennengelernt, die sogar noch die Anfangsphase einer Krebserkrankung mit der Methode des positiven Denkens einigermaßen überspielen konnten. Als die Metastasen aber den Körper auszehrten, die Schmerzen zunahmen und der Tod seinen Besuch immer deutlicher ankündigte, brach jedesmal die verführerische Münchhausentheorie des positiven Denkens brutal in sich zusammen. Kein Mensch kann aus eigenem Vermögen seine Ängste besiegen.

Andere Theorien gehen in die Richtung: Der Mensch und die Angst seien wie siamesische Zwillinge. Den Menschen und die Angst könne man nicht voneinander trennen. Aber da wäre Gott doch ein Stümper von Anfang an! Der hat den Menschen doch nicht willentlich und wissentlich als Angsthasen entworfen! Die Angst ist erst später in die Welt gekommen! Da mußte erst etwas laufen gegen Gott, daß der Mensch tatsächlich zum Angsthasen wurde; ja – ohne Angst in dieser Welt gar nicht mehr leben kann!

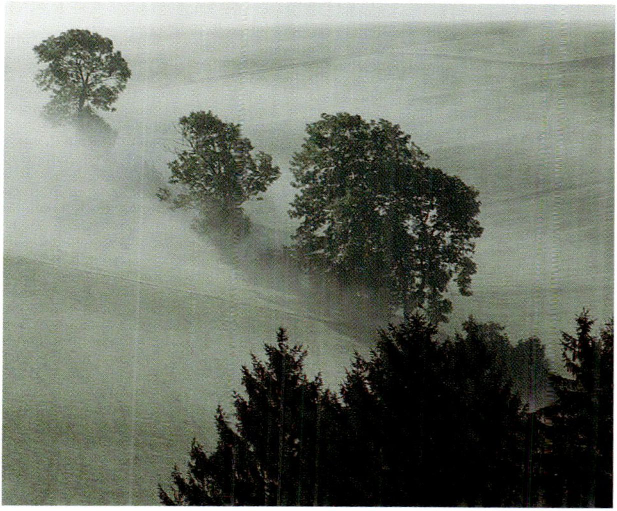

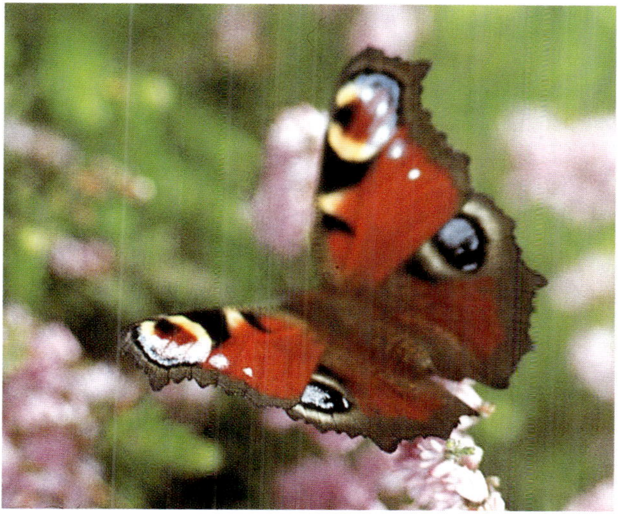

Die Geburtsstunde der Angst

Auf den ersten Seiten der Bibel wird uns geschildert, wie faszinierend das war, als Gott und die Menschen noch in ungetrübter Gemeinschaft miteinander lebten. Gott war in ihrer Mitte! Sie spürten seine beglückende Nähe so deutlich, wie in neutestamentlicher Zeit zwei Jünger die Nähe Jesu erfuhren, der sich ihnen auf dem Weg von Emmaus nach Jerusalem unversehens hinzugesellt hatte.

Mit Gott zusammen war alles einfach und gut. Einfach gut! Er hatte sie ins Leben gerufen und eine vollkommene, herrliche Welt für sie erschaffen. Seine Güte und alle notwendigen Güter umgaben sie. Sie hatten keinen Mangel. Es war das Paradies auf Erden!

Damals hatten die Menschen keine Angst! Wovor sollten sie sich auch fürchten? Er war ja bei ihnen, der allmächtige und lebendige Gott, der Himmel und Erde, Pflanzen und Tiere gemacht hatte; der auch sie gewollt und ihnen seinen Lebensodem eingehaucht hatte. Er, der sie herzlich liebte wie ein guter Vater seine Kinder herzlich liebt!

Erst als die Menschen auf teuflischen Rat hin ihre Entscheidungen ohne Gott trafen, seinen sinnvollen Weisungen entgegenhandelten und sich von der trügerischen Vision bestechen ließen, sein zu können wie Gott und ihr Leben in die eigenen Hände nahmen, erst dann geriet die heile Welt ins Wanken. Erst dann folgte stehenden Fußes die Angst!

Die Angst ist ein Kind des Unglaubens, des Kleinglaubens und des Aberglaubens. Die Angst ist eine Tochter der Sünde! Sünde ist alles, was ohne Gott lief und läuft! Sünde heißt: Denken, reden und handeln abgesehen von dem guten Willen Gottes; ohne Rücksicht auf seine Gedanken, Worte und Taten.

Die Sünde schneidet dem Menschen den Lebensfaden durch. Läßt ihn innerlich austrocknen wie eine Rebe verdorrt, die man vom Weinstock trennt. Die Sünde macht den Menschen schutzlos und gibt ihn allen tödlichen Gefahren preis wie einen kleinen Vogel, den man aus dem bergenden Nest wirft. Die Sünde zieht dem Menschen den Lebensgrund und -boden unter den Füßen weg. Zerreißt ihm das rettende Netz, das ihn auffangen würde, wenn er fällt.

So steht der Mensch allein da mit der ganzen Last seiner Vergangenheit; mit den turmhohen Aufgabenbergen und endlos weiten Problemfeldern seiner Gegenwart; mit den mancherlei Sorgen im Blick auf seine Zukunft; mit aberhundert offenen Fragen. Die Ohnmacht aber angesichts all des Übermächtigen treibt den Menschen unentwegt in den weitaufgesperrten Rachen der Angst!

Land in Sicht

In dieser verzweifelten Lage des Alleinseins inmitten des Vielen, was wir nicht selber bewältigen und überblicken, lösen und beantworten können, kommt Jesus auf uns zu. Jesus ist unwahrscheinlich entgegenkommend, im buchstäblichen und im übertragenen Sinn.

Gott hat sich nach dem Kommunikationsabbruch des Menschen in der Frühe der Geschichte nicht ins Schweigen zurückgezogen – im Gegenteil! Er selber nimmt umgehend das Gespräch wieder auf mit dem, der das Gespräch schuldhaft abgebrochen hat und ruft: »Adam, wo bist du?« Er verweigert nicht einmal dem Brudermörder die neuerliche Zuwendung und geht ihm nach mit der Frage: »Kain, wo ist dein Bruder Abel?«

Aber erst in Jesus kommt Gott entscheidend und ein für alle Mal auf den Menschen zu. Durch Jesus legt er allen kleinen und großen Nöten und Problemen endgültig die Axt an die Wurzel. In Jesus hat Gott seine unbegreifliche Liebe zu allen Menschen auf den Punkt gebracht.

Die ganze Religionsgeschichte, die alte und die neue Esoterik, die okkulten Praktiken, die zahllosen Süchte und Sehnsüchte sind nichts anderes als die ausgestreckten Arme des Menschen nach Gott; das unaufhörliche und oft verzweifelte Suchen nach durchgreifender Hilfe. Doch alle diese Wege gleichen dem törichten Unterfangen, brennenden Durst mit Meerwasser zu stillen. Er wird immer größer und unerträglicher.

Die biblischen Texte bezeugen genau das Umgekehrte: Die Bewegung Gottes auf den Menschen zu! Höhepunkte dieses Zeugnisses von dem Gott, der sich wie ein Vater auf die Suche nach seinen davongelaufenen Kindern macht, ist Jesus selbst.

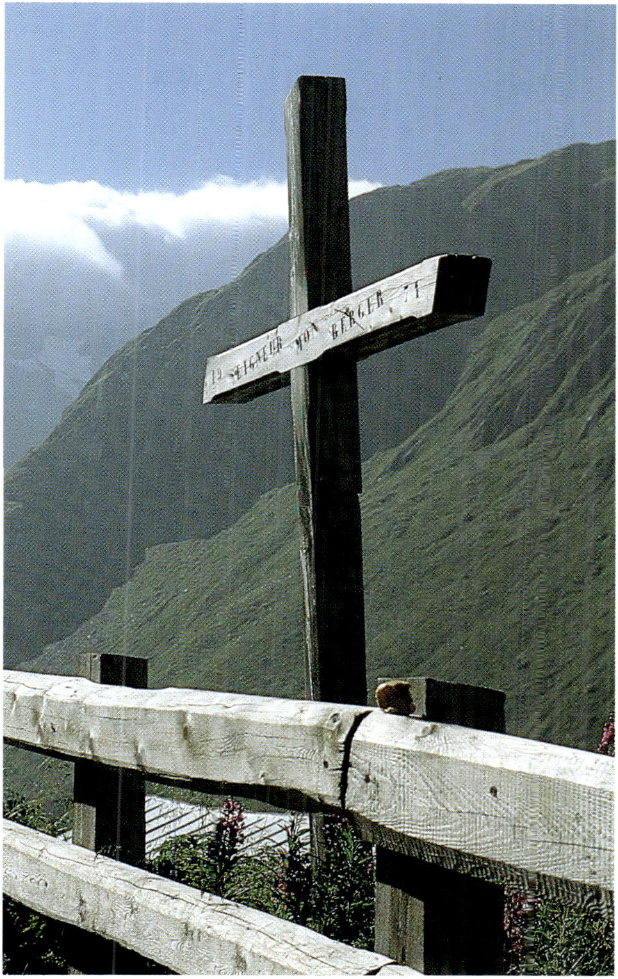
19 SEIGNEUR MON BERGER 71

Jesus kommt uns entgegen! Jesus kommt uns entgegen und sagt – kein bißchen überrascht: »In der Welt habt ihr Angst!« Und es ist deutlich: Er meint mit dem »Ihr« alle – die Gottlosen und die Frommen!

Wenn Jesus versichert »In der Welt habt ihr Angst«, dann liegt die Betonung auf den ersten Worten »In der Welt« »In der Welt auf Euch allein gestellt!« In der Welt habt ihr Angst! Das ist doch sonnenklar!

Wenn ihr die Geschichte kennt und euch in der Gegenwart umschaut; wenn ihr dabei entdeckt, was alles geschehen konnte und passieren kann und euch vorstellt, ihr steht dem allen mutterseelenallein gegenüber, muß euch Angst beschleichen!

Wenn ihr an den einen oder anderen Menschen denkt und daran, wozu Menschen alles fähig sind, und niemand steht euch bei und gibt euch guten Rat, wie sollte da nicht die Angst euer ständiger Begleiter sein!?

Wenn ihr auf eure kleine Kraft und auf eure große Schwachheit schaut und all die Aufgaben und Anforderungen seht, die euch ständig gestellt werden, und niemand hilft euch, seid ihr verständlicherweise niedergedrückt und entmutigt, und fragt euch, wann der Zeitpunkt kommt, wo ihr unter der Last zusammenbrecht.

Wenn ihr euch darüber nichts vormacht, daß ihr nicht nur das bißchen Elfenbein einiger guter Gedanken, Worte und Taten seid, sondern daß da noch ein ganzer Elefant von Dingen dranhängt, zu denen Gott nie und nimmer ja sagen kann, und ihr habt niemanden, der euch verteidigt und entlastet, müßt ihr notwendigerweise verzagen.

Wenn ihr gar an den Tod denkt und daran, wie schrecklich man sterben kann, und daß schon heute Nacht euer letztes Stündlein schlagen könnte, und keiner ist bei euch und in der Lage, mit euch durch das Tal des Todes zu gehen . . . ist doch klar, daß euch das Grauen packt.

Und wenn ihr schließlich das Jüngste Gericht ins Visier nehmt und über die Rechenschaft nachsinnt, die dann gefordert wird, und daß dann alles ans Licht kommt, was man auf Erden verbergen konnte, und kein Fürsprecher ist in Sicht, da wundert es nicht, wenn ihr in Panik geratet.

In der Welt habt ihr Angst! Auf euch allein gestellt kommt ihr ins Schwitzen und von einer Verlegenheit in die andere. Das sage ich euch Gottlosen ebenso wie euch, die ihr euch meine Jünger nennt. In der Welt gibt es nichts, was die Angst überwindet. Auf euch allein gestellt kämpft ihr einen aussichtslosen Kampf gegen die Angst.

Nun geht das Wort Jesu aber weiter; und wie es weitergeht! Das ist Evangelium, frohe Kunde pur! Das zeigt, daß Jesus neben vielem anderen, was er ist, auch ein einzigartiger Seelsorger ist. Einer, der uns zwar durch und durch kennt, aber dennoch liebt und stets das passende Wort für die entsprechende Situation hat. Jesus läßt überraschenderweise der Feststellung, daß alle Menschen in der Welt, auf sich gestellt, Angst haben, keinen Urteilsspruch folgen, sondern einen Zuspruch!

»In der Welt habt ihr Angst, aber . . .!« Dieses herrliche »aber« aus dem Munde Jesu! Diese hoffnungweckende Botschaft, wenn er den Damm seines »aber ich« gegen die anbrandenden Fluten unserer Ängste und Sorgen baut.

»In der Welt habt ihr Angst, aber seid getrost, ich...!« Jesus lenkt das Augenmerk weg von all dem, was beim Blick nach rückwärts, seitwärts oder vorwärts, auch beim Blick in den Abgrund meines eigenen Herzens Angst einjagen kann; er lenkt den Blick weg von all dem auf sich!

»Ich habe die Welt überwunden!« das habe ich getan, als ich am Kreuz auf Golgatha mein Leben verblutete, hingab und sprach: »Es ist vollbracht.« Ich habe es für euch, ich habe es für dich getan!

»Ich habe die Welt überwunden!« Das habe ich getan, als ich am Ostermorgen siegreich aus dem Grab auferstand und den Tod überwand. Ich hab's für euch, für dich getan!

»Ich habe die Welt überwunden!« Das geschah an Himmelfahrt, als ich in die unsichtbare Welt meines himmlischen Vaters zurückkehrte und mir alle Gewalt verliehen wurde im Himmel und auf Erden; es geschah für euch, es geschah für dich!

Das ereignete sich an Pfingsten, als mein guter Heiliger Geist ausgegossen wurde, und meine eingeschüchterten, verängstigten Jünger plötzlich fröhlich und öffentlich die Rettung aus Sünden- und Todesnot predigten! Das ereignet sich auch heute noch, wenn immer ihr um den Heiligen Geist bittet, daß er euch die Augen öffnet für mich und auf diese Weise eure Angst schwindet. Der Geist von unten lenkt unseren Blick auf Menschen und Situationen, die uns Furcht einflößen;

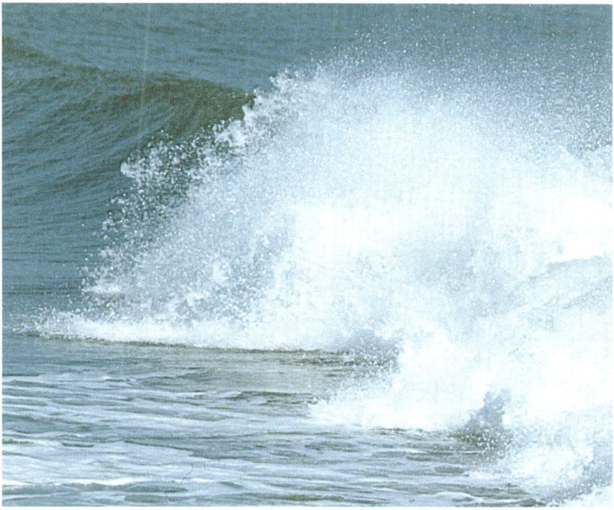

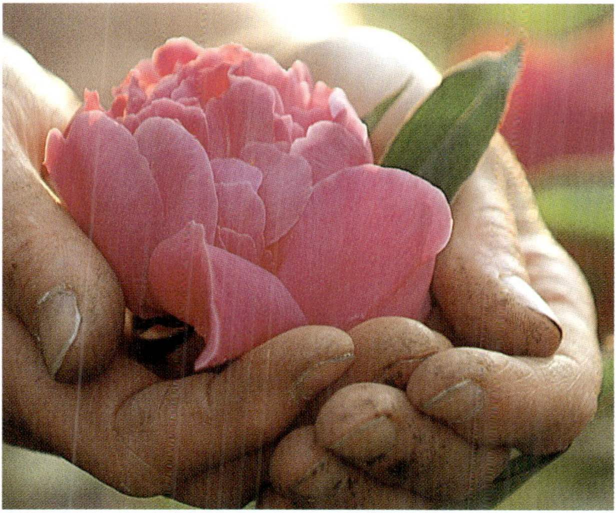

auf den verführerischen Glanz oder die Schrecken des Lebens; auf das Grauen des Todes; auf unsere Schwachheit und Schuld; auf die listenreichen Attakken Satans, des Gegenspielers Gottes.

Der Heilige Geist aus der Höhe aber lenkt unser Augenmerk auf Jesus! Macht unseren Herzen Mut, sich ganz und gar auf ihn zu verlassen; auf ihn zu stellen und einzustellen! Von ihm ordnen und reinigen und heiligen zu lassen, was in unserem Leben geordnet, gereinigt und heil werden muß. Uns von ihm auch sagen zu lassen, was die Zukunft bringt, denn er weiß Bescheid. Er allein, der vom Himmel hoch Gekommene und der vom Himmel hoch Wiederkommende! Auf sein »Her zu mir« hin alle notwendige Hilfe und Wegweisung zu erfahren!

Der Weg aus der Angst vor der Vergangenheit

Jesus Christus ist der, der allen namenlosen und konkreten Ängsten den Grund entziehen kann. Er behauptet nicht, daß er die Angst überwunden hat, sondern er versichert uns, daß er die Welt überwunden hat. Das bedeutet: Jesus ist stärker als alles, was uns in dieser Welt Angst macht und in Panik versetzt. Er steht vor mir als das Lamm Gottes, das die Sünde der Welt hinwegträgt. Als der gottgesandte Sündenbock, dem alle Sündenlasten aufgebürdet werden dürfen.

Er weiß wohl, wieviel Vertrauen, Liebe und Gehorsam ich von meiner Kindheit an Gott schuldig geblieben bin. Diese Schuld hat er an meiner Statt auf sich genommen; sie braucht mir keine schlaflose Nacht mehr bereiten.

Er weiß auch um die Liebe, die ich den Menschen schuldig geblieben bin, die er mir zugeordnet hat. Er überblickt darüber hinaus die Folgen meiner zahlreichen Lieblosigkeiten. Auch diese Schuld hat er an meiner Statt übernommen; sie soll mich nicht länger belasten.

Jesus sieht durch Kosmetik und Kleider und alle Arten von äußerer Aufmachung hindurch ins Herz. Das ist erschreckend und befreiend zugleich, denn der mich durchschaut, liebt mich! Alle Heimlichkeiten dürfen ein Ende haben und ans Licht gebracht werden. Ich brauche niemandem mehr ein intaktes Leben vorgaukeln; ich muß kein Doppelleben mehr führen. Jesus nimmt die Angst vor dem gerechten Gericht Gottes und vor den Menschen, die ich getäuscht und enttäuscht habe, und sagt mir zu: »Die Wahrheit wird dich frei machen!« Was für eine Wohltat, daß ich eingeladen bin, zu meiner Schuld zu stehen; sie vor Gott und den Menschen freimütig zu bekennen. Was für eine Entlastung, daß ich alle Masken fallen lassen darf und einfach bitten: »Jesus, du Lamm Gottes, erbarme dich meiner!«

Wer so bittet, der empfängt Vergebung! Wer in dieser Weise anklopft, dem wird die Tür zu einem neuen Leben aufgetan!

Und wenn ich dank der Barmherzigkeit Gottes und

Kraft der Vergebung Jesu aus dem Gefängnis einer ungeordneten Vergangenheit herausgetreten bin, kann ich auch mutig zu Menschen gehen, an denen ich schuldig wurde und in schnörkelloser Schlichtheit bitten: »Verzeih auch du mir!«

Und wenn andere die Last des Unrechts drückt, das sie mir zugefügt haben, verweigere ich fortan die Versöhnung nicht, sondern reiche das frische Quellwasser der Vergebung weiter, das mich selber so wohltuend erquickt hat: »Es ist alles in Ordnung zwischen uns!«

Niemand muß mit den Alt- oder Neulasten einer unbewältigten Vergangenheit herumlaufen. Niemand braucht sich den unsäglichen Streß eines Doppellebens länger aufbürden. Keiner ist dazu verdammt, daß ihm beim Gedanken an seine offenkundigen und heimlichen Sünden ein Leben lang der Angstschweiß auf die Stirn tritt.

Wer sündigt, wird zum Sklaven seiner Sünde. Wen aber Jesus frei macht, der ist richtig froh und frei! Der kann sich auf den heutigen Tag konzentrieren und zuversichtlich an Morgen denken!

So möchte ich Mut machen, grundsätzlich und immer wieder neu Sünden zu bekennen und beim Namen zu nennen; vor Gott und vor Menschen! Jesus wird nicht müde, mich zu reinigen und zu erneuern. So hält er mir den Rücken frei und ermöglicht mir dadurch, getrost nach vorne zu leben.

Wer Jesus nicht im Rücken hat, hat die Angst im Nacken! Das schlimmste ist nicht eine unbewältigte Vergangenheit! Das Schlimmste ist vielmehr, zu wis-

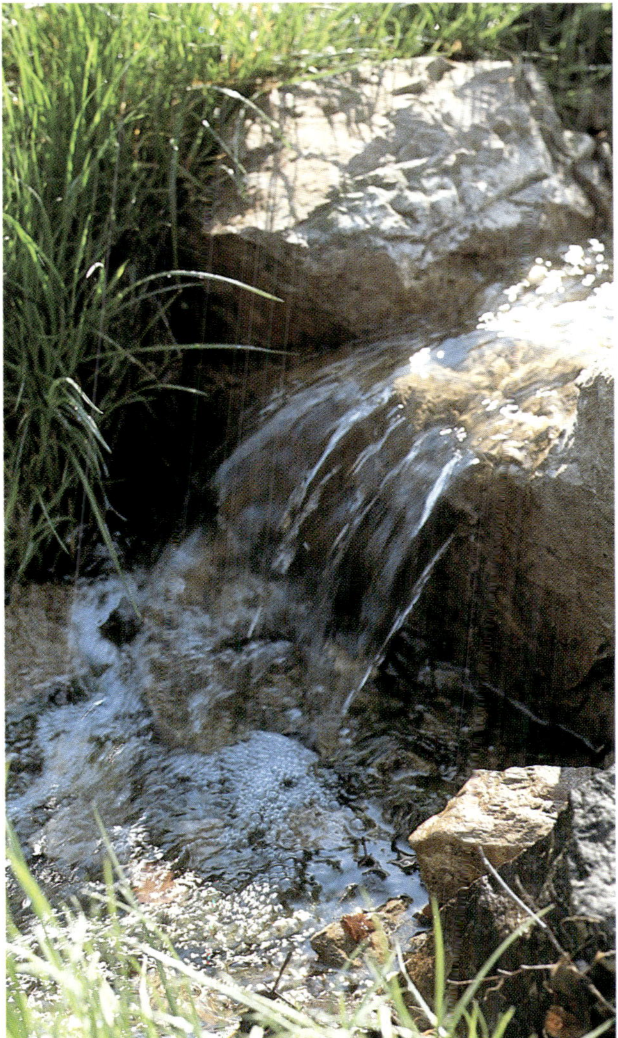

sen, daß auch die schwierigste Vergangenheit bewältigt und die schwerste Schuld vergeben werden kann, dies aber nicht in Anspruch zu nehmen. Den Schlüssel nicht zu ergreifen, der alle Kerkertüren aufschließt.

Jesus sagt: Ich habe die Schlüssel der Hölle und des Totenreichs! Jesus selbst ist die Schlüsselfigur! An meiner Stellung zu ihm entscheidet sich alles! Wenn ich zulasse, daß er sich zu mir stellt und wenn ich mich zu ihm stelle, verliert die Angst ihren letzten Grund und Boden, und Friede zieht ein in mein Herz und Leben.

Der Weg aus der Angst vor mir selbst und vor den Menschen

Wenn ich auf mich schaue, bewege ich mich auf einem schmalen Grat und laufe Gefahr, nach der einen oder nach der anderen Seite abzustürzen. Zum einen kann ich durch den Blick auf mich und den Vergleich mit anderen Menschen stolz und überheblich werden. Stolze und überhebliche Leute sind aber immer eine Belastung für andere und obendrein ein Alptraum Gottes. Gott liebt die Demütigen! Leute, die zutiefst wissen, daß sie ihn nötig haben! Demütige überschüttet Gott gern mit seiner Gnade! Stolze Menschen wählen wissentlich oder unbewußt ein gnadenloses Leben.

Zum anderen kann man der umgekehrten Gefahr erliegen. Der Blick auf mich und der Vergleich mit anderen Menschen führt häufig dazu, daß ich mir minderwertig vorkomme. Minderwertigkeitskomplexe aber lösen leicht die Angst aus, eines Tages alle Beachtung zu verlieren und irgendwo am Rande des Lebens zu vereinsamen und zu versauern.

Jesus ist der Weg, beiden Gefahren zu entgehen – sowohl dem Stolz als auch der ständigen Angst, kritisiert oder aufs Abstellgleis geschoben zu werden. Jesus ist die Zuwendung Gottes in Person! Was sich der alttestamentliche Prophet Jeremia staunend von Gott sagen ließ, darf auch ich mir von Gott sagen lassen: »Ehe du fein verwoben wurdest in den Leib deiner Mutter, habe ich dich erdacht!« Ich bin gewollt, wer ich auch bin! Ich bin etwas so Einzigartiges wie ein Wunschkind Gottes! Mögen andere behaupten, der Mensch sei ein Produkt des Zufalls, eine austauschbare Nummer oder Kohle in der Lokomotive der Geschichte zum beliebigen Verheizen – ich weiß es aus Gottes gültigem Wort besser: Ich bin seiner Hände Werk!

Er hat mich je und je geliebt, darum will er mich zu sich ziehen aus lauter Güte. Auch dieses Gotteswort aus dem Jeremiabuch nehme ich für mich an und ernst.

Was für eine Botschaft: Kein geringerer als der allmächtige und barmherzige Gott steckt hinter meinem Leben! Seine Liebe hat Großes mit mir vor! »Ich habe dich in meine Hände gezeichnet«, sagt er einmal liebevoll. Schließlich hat Gott nicht nur die Welt im allgemeinen, sondern auch mich im besonderen so sehr geliebt, daß er seinen Sohn hingab. Ich bin von Gott erdacht und erschaffen; Jesus ist für mich gestorben und auferstanden. Diese feststehenden Tatsachen der Liebe sind es, die mein Leben unendlich wertvoll machen, völlig unabhängig davon, ob ich in dieser Welt Titel und Mittel habe oder ein Namenloser bin.

Durch das Lob der Menschen werde ich ebensowenig besser wie ich durch ihre Kritik und durch ihren Tadel schlechter werde. Vielmehr bin ich, was ich bin in den Augen Gottes!

Jesus hat dem zögerlichen jungen Mann liebend nachgeschaut, der seine vergänglichen Güter dem Schatz im Himmel vorzog. Jesus hat im Hof des hohepriesterlichen Palastes die Augen des Verleugners Petrus gesucht und nicht gerufen: Geh mir aus den Augen! Jesus hat in Jericho den Betrüger Zachäus auf dem Maulbeerbaum entdeckt und einladend zu ihm hochgeschaut. So bin auch ich angesehen von ihm! Er will sein Leben mit mir teilen und will mich dermaleinst im Himmel bei sich haben! Seine Kraft soll in mir schwachem Menschen zum Zuge kommen. Sein Vermögen kann alle meine Mängel wettmachen. Darum will ich mir bewußt allen Stolz und alle Minderwertigkeitsgefühle versagen – ein für alle Mal! Ich will mich vor dem Urteil der Menschen nicht fürchten und keine Bitterkeit in meinem Herzen zulassen, wenn mir andere vorgezogen werden.

»Furcht ist nicht in der Liebe«, lehrt mich Gottes Wort. So entlarvt es mir meine Menschenfurcht als Liebesmangel. Ich möchte lernen, Jesus um seiner selbst willen zu lieben und alle Menschen um Jesu willen. Täglich will ich seinen seelsorgerlichen Rat einüben: »Segnet, die euch fluchen! Tut wohl denen, die euch hassen! Bittet für die, die euch beleidigen und

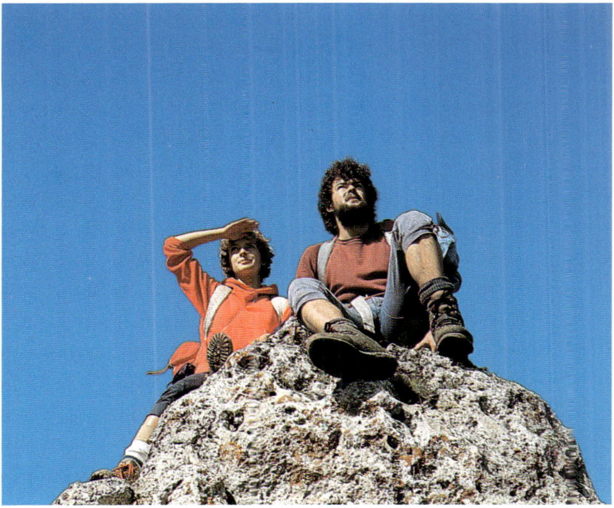

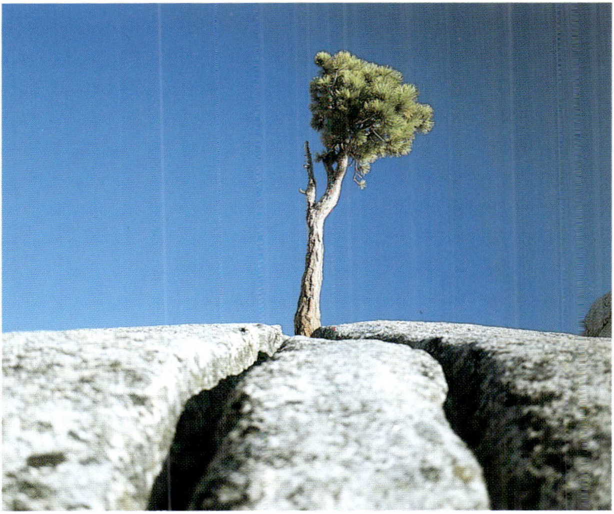

verfolgen! Liebet eure Feinde!« Kraft der Kraft Jesu will ich mich daran machen, Böses mit Gutem zu vergelten.

Was der Apostel in persönlicher Demut, aber auch im dankbaren Stolz auf seinen guten Herrn bekannt hat, möchte auch ich für meine Person bekennen: »Von Gottes Gnade bin ich, was ich bin, und seine Gnade ist bei mir nicht umsonst gewesen!«

Der Weg aus der Angst vor dem neuen Tag und der hereinbrechenden Nacht

Wenn ich Jesus gehöre, dann bin ich auch ein Teilhaber seines letzten Versprechens an seine Jünger: »Siehe, ich bin bei euch alle Tage!«

Natürlich kann mich Angst beschleichen, wenn ich die Termine sehe, die heute in meinem Kalender stehen. Wenn ich an die Begegnungen denke, die auf mich zukommen. An die mannigfachen Aufgaben, die ich irgendwie bewältigen muß und an die Veranstaltung, die ich noch nicht fertig vorbereitet habe. Darüberhinaus muß ich – wie immer – mit der einen oder andern Überraschung rechnen. Unvorhergesehene und unerwartete Ereignisse wird es auch heute geben! Noch weiß ich nicht, wer vor meiner Tür steht, wenn es läutet; wer etwas von mir will, wenn das Telefon klingelt.

Und dennoch brauche ich nicht angstvoll in den neuen Tag hineingehen, denn Jesus ist bei mir! Angst verzeichnet die Proportionen! Angst hat unentwegt die Tendenz, die Mücke zum Elefanten zu machen. Ihre Ursache liegt in der Annahme, ich sei allein, wenn die Anforderungen des Tages auf mich zurollen wie riesige Wellenberge. Aber ich bin nicht allein! Wenn Jesus verspricht, alle Tage bei mir zu sein, dann ist der neue Tag mit eingeschlossen. Ich habe mir angewöhnt, nach dem Erwachen zuerst dies zu denken: »Schön, daß du da bist, Jesus! Ich bin auch da!« Dieses Wissen macht mich jeden Morgen froh und ruhig im Blick auf den neuen Tag. In mir ist sogar eine fast heitere, gespannte Erwartung, wie Jesus mir durch diesen Tag hindurchhelfen wird. Dennoch kann es sein, daß mich im Laufe des Tages Angst befällt. Dann kommt es darauf an, daß ich mich so schnell wie möglich an die Gegenwart Jesu erinnere. Daß ich mich im Gebet an ihn wende und im kindlichen Vertrauen bitte: »Hilf mir, Herr!«

Eine gläubige Frau, fünffache Mutter, ärgerte sich, daß sie häufig schon am Vormittag durchdrehte, obwohl sie sich fest vorgenommen hatte, gelassen und getrost durch den Tag zu gehen. Aber wenn zuerst der Mann unerklärlich wortkarg beim Frühstück saß, anschließend die Kinder alle durcheinander schrien und womöglich noch ein teures Geschirrstück zu Bruch ging, flatterten die Nerven. Es würde wieder einmal kein Tag werden nach ihrem Geschmack und sicher auch keiner nach dem Geschmack ihres Herrn.

Da ging ihr eines Morgens die Bedeutung des Psalmwortes auf: »Dies ist ein Tag, den der Herr gemacht hat!« Das war genau die Botschaft, die sie suchte und brauchte. Mit den Fingerfarben ihrer jüngsten Tochter schrieb sie diesen guten Satz aus den Psalmen zur täglichen, ja stündlichen Erinnerung an das Küchenfenster. Das half! Auch ein turbulenter Tag war ein Tag, den der Herr gemacht hatte. Den er ihr so, wie er ablief, zugedacht hatte. Der aber auch mit allen Einzelheiten an seinen Augen vorbeimußte. Ein Tag also aus seiner Hand und an seiner Hand! So lernte sie, gelassener zu leben.

In meiner alten Lesefibel stand eine unvergeßliche Geschichte aus der Feder Peter Roseggers. Darin berichtet Rosegger von einem österreichischen Bauern, der schon in jungen Jahren zum Glauben gekommen war und der in der ganzen Region nur »Zweispänner« genannt wurde. Der Grund für diesen merkwürdigen Namen war sein seltsames Verhalten. Dieses wiederum hatte seine Ursache darin, daß er in dem Bewußtsein lebte: »Jesus ist an meiner Seite!«

War eine Weghälfte schlecht, die andere gut zu begehen, wählte der Zweispänner immer die schlechte Hälfte. Kam er in ein Gasthaus, bestellte er stets zwei Gläser Wein. Eines trank er selbst, zahlte aber beide und bat den Wirt beim Abschied, das volle Glas bei Gelegenheit einem Durstigen zu geben, der nicht zahlen könne. Mittags ließ er zuhause in aller Regel ein Gedeck mehr aufdecken. Beim Tischgebet »Komm, Herr Jesu, sei du unser Gast und segne, was du uns bescheret hast« blickte er mitunter verstohlen zu diesem Gedeck hin. In seiner Sterbenacht stand ein leerer Sessel neben seinem Lager. Der Zweispänner legte

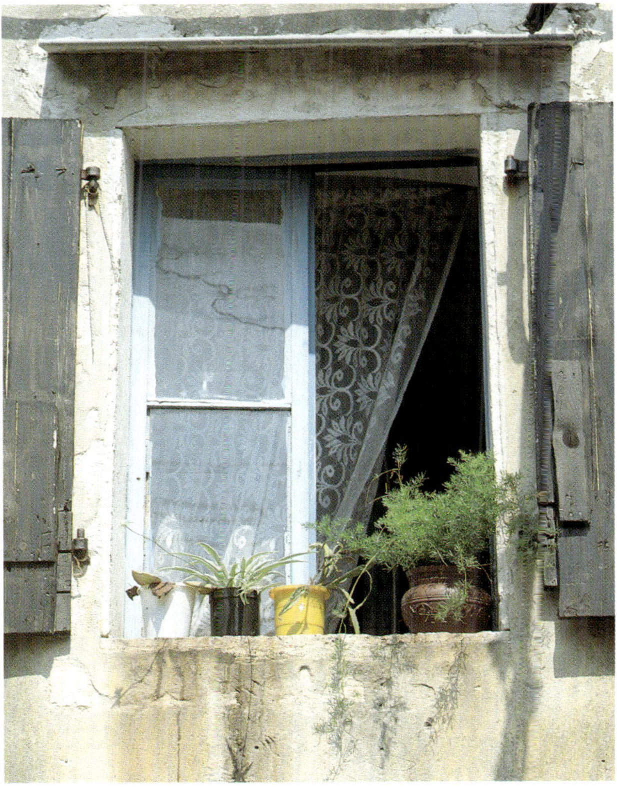

seinen rechten Arm darauf und führte betend ein so intensives Zwiegespräch, daß die Anwesenden den Eindruck hatten, Jesus säße leibhaftig neben ihm. Mit einem überirdischen Lächeln auf dem Antlitz entschlief er. Was Jesus zusagt, das hält er gewiß! Ein Tag mit ihm ist ein erfüllter und gesegneter Tag, auch wenn es drunter und drüber geht.

Da kann dann auch getrost der Abend kommen und die Nacht hereinbrechen! Alle Menschen, mit denen ich am Tag zu tun hatte, befehle ich seiner Gnade! Er wird weitersorgen! Im Blick auf manches Versagen vertraue ich auf seine Barmherzigkeit!

Und wenn ich keinen Schlaf finde, weiß ich: Auch er wacht! Er schläft und schlummert nie! In seiner schwersten Stunde hat er seine Jünger gefragt: »Könnt ihr nicht eine Stunde mit mir wachen?« Sie haben die Chance verschlafen!

Ja, dazu will ich die schlaflose Nacht nutzen; ich will mit Jesus wachen! Will betend Menschen vor ihn bringen, die Not haben oder die mir Not machen. Dabei will ich auf meinem Bette liegen wie ein Kind, das sich in einer großen Hand birgt! Er ist da – auch in der Nacht! Darum fürchte ich mich nicht! Nach einer schlaflosen Nacht schrieb Graf Zinzendorf folgende Zeilen nieder, die für schlaflose Nächte als Anregung dienen mögen:

»Ich hatte neulich mich, beinah um Mitternacht,
zu Bette hingelegt, der Ruhe zu genießen!
Allein, es wollt kein Schlaf die Augen mir
zuschließen,
so daß ich jene Nacht mit Wachen zugebracht,

wobei der Husten mich gar müd und matt gemacht.
Das wollte nachgerade mich verdrießen.
Als aber meinen Stand ich besser überdacht,
begann ich mit Gebet mein Wachen zu versüßen.
Zuvörderst lobt ich Gott: Ich dankte für sein Wachen
und bat, daß er mein Herz auch munter wolle machen.
Ich legte meine Not zu seinen Füßen hin,
ich fleht um seinen Geist und Jesu Christi Sinn
und übergab mich ihm und sagte: Du allein!
Und weiter weiß ich nichts; denn drüber schlief ich ein.«

Der Weg aus der Angst vor der Zukunft

Was kommt auf uns zu? Was kommt auf mich zu? So haben wir am Anfang dieses Buches gefragt und nüchtern festgestellt: Wir wissen es nicht! Die Zukunft ist ein dunkler Schlund!

Diese Tatsache wird aber nur den in Angst und Schrecken versetzen, der ohne Gott sein Leben lebt. In einem neueren Lied beginnt der Kehrvers so: »Es geht ohne Gott in die Dunkelheit, aber mit ihm gehen wir ins Licht!« Ohne Gott gibt es keinen zuversichtlichen Blick nach vorne! Ohne Gott ist der Weg in die Zukunft wie die Fahrt in einen Tunnel, dessen Ausgang zugemauert ist.

Alle Zukunftshoffnungen, die ihren Grund nicht in Gott und seinem Wort haben, gleichen Seifenblasen. Eine Zeitlang tanzen sie trügerisch glänzend und in bunten Farben vor den Augen des Betrachters und faszinieren ihn. Aber es ist eine Faszination auf Zeit!

Vor der nahen und fernen Zukunft muß dem angst und bange werden, der sein Leben selber in die Hand nimmt und festhält. Der sich auf sich selbst verläßt oder auf Menschen und Dinge, die doch vergänglich und unzulänglich sind wie er.

Wer dagegen sein Leben in Jesu Hände legt, gibt damit seiner Zukunft ein Zuhause. Der kann getrost leben – heute und morgen! Der hat – auch mitten in der Angst – den Tröster und Helfer auf seiner Seite!

Wenn ich dem gehöre, dem die Zukunft gehört, muß ich selber nicht alle Einzelheiten wissen, die die Zukunft bringt. Jesus kommt – das ist das entscheidende Zukunftsfaktum. Jesus kommt auf mich zu! Die Milliarden Menschen, die gelebt haben, die heute leben und die noch geboren werden, werden alle einmal Jesus kommen sehen und ihre Knie vor ihm beugen.

Die Endzeit ist längst angebrochen! Es ist die Zeit zwischen der Ankunft und der Wiederkunft Jesu. Jesus hat seinen ersten Jüngern stellvertretend für alle nachfolgenden Einblick gegeben in das, was in der Zeit vor seiner Wiederkunft geschehen wird. Er hat von Erdbeben und teuren Zeiten gesprochen, von Kriegen und kosmischen Katastrophen. Dabei gebrauchte er das Bild von der Geburt eines Kindes. Natürlich hat es

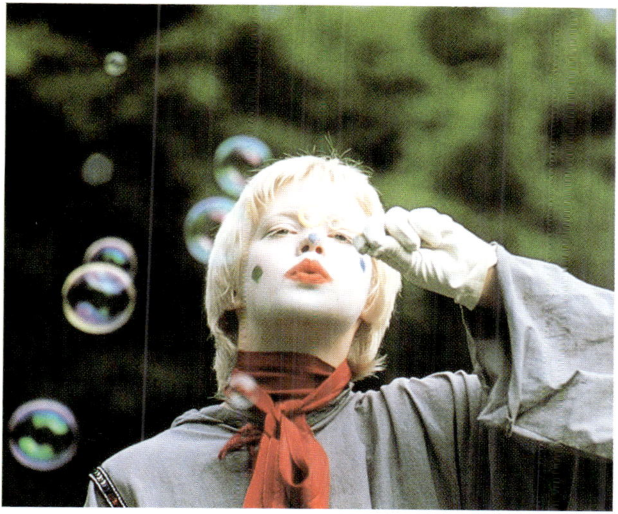

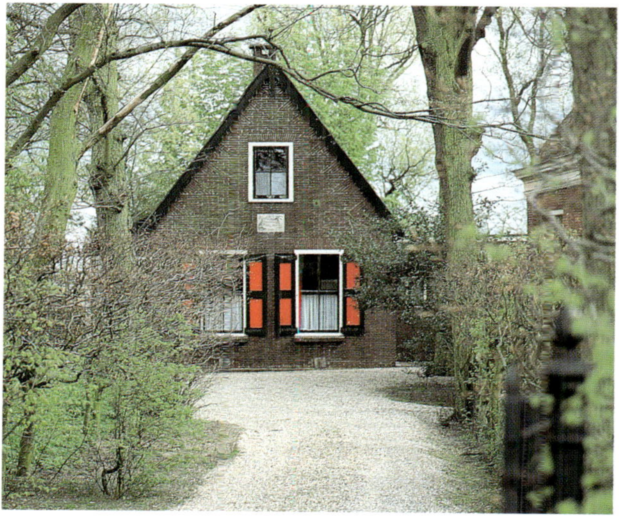

immer schon Erdbeben gegeben; seismologische Statistiken belegen jedoch, daß sie in den letzten Jahrhunderten ständig an Häufigkeit und Heftigkeit zugenommen haben.

In gleicher Weise wurden auch in früheren Jahrhunderten Kriege geführt. Nie zuvor aber gab es so viele Kriegsopfer wie im zwanzigsten Jahrhundert.

Die Wehen der Endzeit haben vor fast 2000 Jahren eingesetzt; nun verstärkt sich der Eindruck, daß die Zeit der Preßwehen nahe ist.

Der Unglaube wird überhand nehmen, prophezeit Jesus, und die Liebe wird in vielen erkalten. Das zweite hängt mit dem ersten zusammen! Die Massenmedien informieren uns in erschreckender Weise darüber, wie sich diese Pophezeiung Jesu in unseren Tagen erfüllt.

Falsche Christusse werden kommen! Jesus macht uns nüchtern und schützt uns mit solchen Vorankündigungen vor Schwärmern und vorm Schwärmen.

Und Himmel und Erde werden vergehen! Nicht deshalb, weil etwa die Menschen eines baldigen Tages imstande wären, alles kaputtzumachen, sondern weil Gott das so vorgesehen hat. Die neue Welt, die er heraufführen wird, wird die vorhandene um ein vielfaches an Schönheit überbieten.

Himmel und Erde werden vergehen – das ist von Jesu Seite eine Information aus Liebe. Diese Auskunft soll uns davor bewahren, unsere eigentlichen Wurzeln törichterweise in Personen, ideelle oder materielle Dinge dieser vergehenden Weltzeit hineinzuschlagen.

Jesus kommt auf uns zu, und wir sind eingeladen und

dazu berufen, diesem Tag nach allen Tagen fröhlich und zielorientiert entgegenzuleben. Das heißt natürlich nicht, daß unser Leben immer auf der Sonnenseite verläuft. Auch Menschen, die sich auf Jesus einlassen und verlassen, müssen mit globalen Katastrophen rechnen und auf vielfältige persönliche Nöte gefaßt sein. Da geht es Christenmenschen nicht anders als solchen, die Christus den Einfluß auf ihr Leben verweigern.

Es kann durchaus sein, daß mich Menschen bitter enttäuschen oder Pläne durchkreuzt werden, die ich hatte. Jesus erfüllt alle seine Verheißungen, aber nicht alle meine Wünsche.

Er garantiert auch keinen Wohlstand und keine Wachstumsrate. Es können Zeiten bevorstehen, wo ich lernen muß, mit dem Allernotwendigsten auszukommen. Wer häufig auf der Straße unterwegs ist, kann ohne weiteres in einen Unfall verwickelt werden und schwerverletzt in der Klinik landen.

Alle Arten von Krankheiten können über mich hereinbrechen.

Wenn mich aber alle diese möglichen Aussichten beunruhigen wollen, dringt das Wort der Bibel an mein Ohr: »Alle eure Sorgen werft auf Christus! Denn er sorgt für euch!« Oder jenes andere: »Sorget nicht! Der Herr ist nahe!« Schon die ersten Jünger bleiben auf dem See Genezareth nicht von Wind und Wellen verschont. Aber sie machten die Erfahrung, daß Jesus in den Stürmen dabei ist. Ja, daß er sogar das Zeug hat, Stürme zu stillen. Und wenn den einen oder anderen die Angst übermannte, war er trotzdem nicht verloren, sondern erlebte, daß auf seinen Schrei hin »Hilf Herr, ich versinke« die rettende Hand Jesu nach ihm griff und ihn festhielt.

Solange ich lebe, werde ich auch als Christ von Ängsten angefochten. Das muß mich aber nicht niederdrücken – im Gegenteil! Das fordert mich ein ums andere Mal heraus, zu Jesus zu gehen. Genau das aber bedeutet »glauben«! Biblisch glauben heißt: In allen Situationen, in der Freude und im Leid, in den Tagen der Gesundheit und in den Wochen der Krankheit, im Erfolg und im Versagen dem Lockruf Jesu folgen: »Her zu mir!«

Zum Glaubenstraining gehört das Angefochtenwerden von Ängsten wie das Wasser zum Schwimmenlernen. So erfahre ich, daß meine Verlegenheiten Jesu Gelegenheiten sind, mich von seiner Macht und Liebe immer mehr zu überzeugen. Schon in alttestamentlicher Zeit wurden alle bedeutenden Gestalten des Gottesvolkes von Ängsten heimgesucht! Das war jedoch nicht das Besondere an ihnen! Das war es nicht, was sie von den herausragenden Persönlichkeiten der umliegenden Heidenvölker unterschied.

Was die Gottesmänner und Gottesfrauen des Alten Testaments auszeichnete, war, daß sie aus allem, auch aus ihren Ängsten kein Hehl, sondern ein Gebet machten! Daß sie die Adresse kannten, an die sie sich mit allen ihren Anliegen überall und jederzeit wenden konnten.

Von David liest man: »Als mir angst war, rief ich den Herrn an und schrie zu meinem Gott!« (Ps. 18, 7) An anderer Stelle betet er: »Die Angst meines Herzens ist

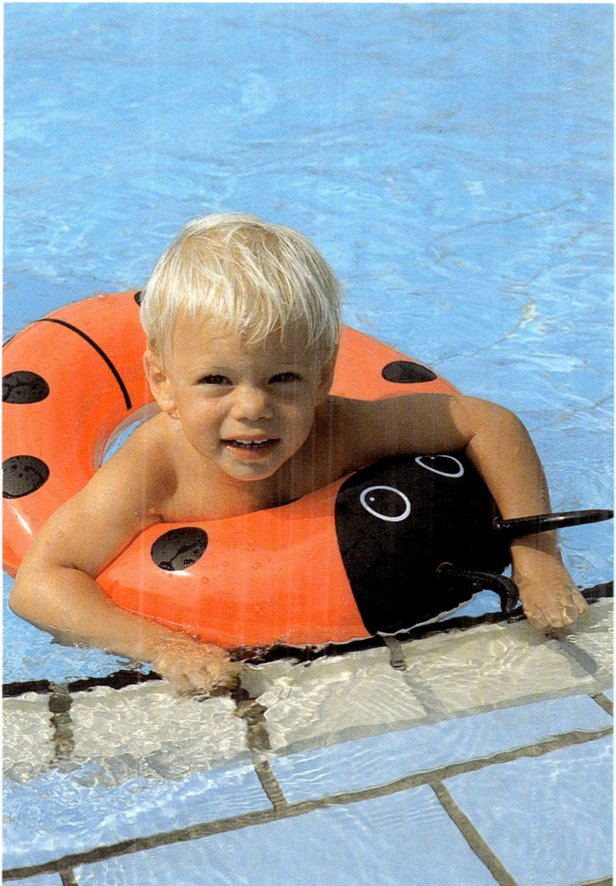

groß; führe mich, Herr, aus meinen Nöten!« (Ps. 25, 17)

Von Manasse, der Jahrhunderte nach David König in Israel war, wird bezeugt: »Als er in Angst war, flehte er zu dem Herrn, seinem Gott!« (2. Chr. 33, 12) Aber von David, Manasse und anderen wird nicht nur berichtet, daß sie aus ihren Ängsten ein Gebet machten, sondern daß sie beglückt erfuhren: Unsere Gebete bleiben nicht an der Zimmer-, Zelt- oder Tempeldecke hängen; sie verhallen nicht ungehört im Weltall, sondern erreichen das Ohr und Herz unseres Gottes. Vielstimmig klingt die Dankbarkeit für solche Erfahrungen aus dem Alten Testament herüber:

»In meiner Angst rief ich den Herrn an, und der Herr erhörte mich und tröstete mich!« (Ps. 118, 5)

»Wenn ich mitten in der Angst wandle, so erquickst du mich!« (Ps. 138, 7)

»Wenn mein Geist in Ängsten ist, so nimmst du dich meiner an!« (Ps. 142, 4)

Verwundert bleiben die Menschen in einer alten chinesischen Stadt auf der Straße stehen. Mitten im Straßenlärm vernehmen sie einen hellen, lauten Ton. Er kommt von einem Zug Blinder, der die Straße kreuzt und sich den Weg bahnt durch Menschen, Fahrzeuge und Lasttiere. Dabei fällt auf, daß die Gesichter der Erblindeten überhaupt nicht ängstlich aussehen, sondern ihr Mund von einem Lächeln umspielt wird. Wie ist das möglich? Was gibt Blinden den Mut, gelassen ihren Weg zu ziehen? Der Grund ist einfach: Die Blinden wissen, daß vorn, an der Spitze des Zuges, einer geht, der sehen kann. Er führt den Zug, denn er weiß den Weg. Auf seiner Schulter ruht die Hand des Nächsten, und der wiederum führt den Nächsten an seiner Hand. So ist die Schar der Blinden verbunden mit dem einen, der sehen kann und den Weg weiß.

Auch wir sind wie diese Blinden und kennen den Weg nicht. Aber wir dürfen verbunden sein mit dem Einen, der den Weg weiß, und dürfen ihn bitten: »Jesu, geh voran, auf der Lebensbahn! Und wir wollen nicht verweilen, dir getreulich nachzueilen. Führ uns an der Hand bis ins Vaterland!«

Wir verstehen nicht jeden Weg, den wir geführt werden. Aber wir dürfen vertrauen haben zu dem, der uns führt, nach allem, was er aus Liebe zu uns getan hat. Einsteins Frau wurde einmal von einem Journalisten gefragt, ob sie die Relativitätstheorie verstehe, die ihr Mann aufgestellt habe. Frau Einstein antwortete: »Offen gestanden – nein! Aber ich verstehe und liebe meinen Mann; das genügt mir!«

Nicht einmal vor meinem letzten Stündlein brauche ich mich zu fürchten, wenn ich Jesu Eigentum bin. Nur dann lebe ich gefährlich und muß den Tod fürchten, wenn ich mein Haus noch nicht bestellt habe. Wenn ich keinen Frieden habe mit Gott und mit den Menschen und ohne Erlöser sterbe. Wenn ich einer bin, der seine kurzen und langen Reisen auf Erden immer sorgfältig vorbereitet hat, aber die Vorbereitung auf die letzte Reise versäumte.

»Memento mori« schrieben die Alten an viele Hauseingänge und auf zahlreiche Torbögen, an denen sie täglich vorbeikamen – »Denk daran, daß du sterben mußt!«

Wer aber zur rechten Zeit aus allen seinen Sünden und Sorgen, aus all seinen Nöten und Ängsten in die offenen Arme Jesu gelaufen ist, wird von eben diesen Armen auch durch das Tal des Todes getragen. Für den ist die letzte Zukunft nicht der Alptraum Orwells. Der beschreibt in seinem Roman 1984 die Zukunft so: »Sie ist ein Gesicht, in das unaufhörlich ein schwerer Stiefel tritt.« Wer sich an Jesus hält, darf sich auf den Tag freuen, wo Gott höchstpersönlich alle Tränen von den Augen der Seinen abwischen wird; auf den Tag, von dem an es kein Leid und keinen Schmerz, kein Geschrei und keinen Tod mehr geben wird.

Jesus hat im Garten Gethsemane angesichts seines Leidens und Sterbens Schweiß und Blut geschwitzt und Todesängste ausgestanden. Darum kann sich ein Mensch in seiner Todesnot an ihn wenden und beten:

»Wenn ich einmal soll scheiden, so scheide nicht von mir; wenn ich den Tod soll leiden, so tritt du dann herfür; wenn mir am allerbängsten wird um das Herze sein, so reiß mich aus den Ängsten kraft deiner Angst und Pein.«

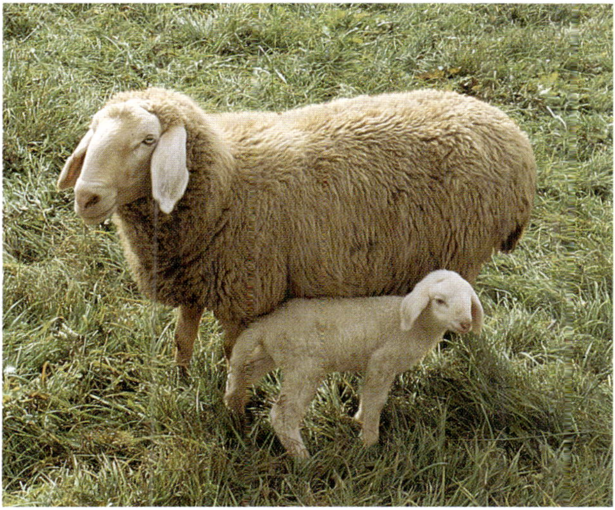

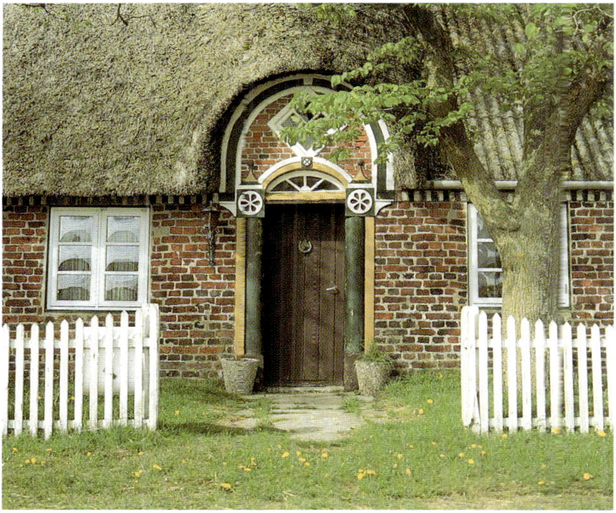

Zusammenfassung und Ausblick

Noch einmal: Keiner geht über die Erde, der nicht von Ängsten weiß. Jesus bestätigt das mit den Worten: »In der Welt habt ihr Angst!«

Die Angst kommt und geht; niemand ist vor ihr sicher!

Man kann sie auf mancherlei Weise überspielen und betäuben, aber sie bricht sich immer wieder Bahn.

Die Angst hat viele Gesichter! Lebensangst und Todesangst wird gleichermaßen erfahren. Menschen haben Angst vor dem Zusammensein mit vielen Menschen und Menschen haben Angst, von Menschen verlassen zu werden. Es gibt die Angst vor dem Eingeholtwerden durch eine dunkle Vergangenheit wie es die Angst vor einer unsichtbaren Zukunft gibt. Der Mensch kann Angst kriegen beim Blick in die Abgründe seines eigenen Herzens. Sichtbare und unsichtbare Mächte können Ängste schüren. In der Welt habt ihr Angst!

Die genannten Stichworte sind aber nur ein Hinweis auf konkrete Anlässe, die Ängste auslösen. Die letzte, eigentliche Ursache der Angst liegt tiefer. Daß der Mensch in der Welt Angst hat, hängt mit der Tatsache zusammen, daß diese Welt keine heile Welt mehr ist, sondern seit langem eine sündengefallene. Eine Welt ohne Gott!

Daß der Mensch von Ängsten umgetrieben wird, hat seinen letzten und eigentlichen Grund darin, daß sein Herz und Leben so fern von Gott ist. Darum ist kein

Weg aus der Angst wirklich ein Weg aus der Angst, der den Menschen nicht heimführt zu seinem Ursprung.

Nur wenn der Mensch dazu kommt, Gott allein zu fürchten, zu lieben und zu vertrauen, verliert alles andere sein bedrohliches Gesicht und Gewicht. Nur wenn dem Menschen dazu verholfen wird, braucht er im Ernste niemanden und nichts zu fürchten. Genau diesen Zusammenhang stellen die bekannten Verse aus dem 46. Psalm heraus:

»Gott ist unsere Zuversicht und Stärke, eine Hilfe in den großen Nöten, die uns getroffen haben. Darum fürchten wir uns nicht, wenngleich die Welt unterginge und die Berge mitten ins Meer sänken, wenngleich das Meer wütete und wallte und von seinem Ungestüm die Berge einfielen.

Dennoch soll die Stadt Gottes eine fröhliche Stadt sein mit ihren Brunnen, wo die heiligen Wohnungen des Höchsten sind. Gott ist bei ihr drinnen, darum wird sie fest bleiben!«

In der Welt habt ihr Angst! Jesus, der das mit wohltuender, barmherziger Sachlichkeit und Nüchternheit ausspricht, ist gleichzeitig derjenige, den alle Furchtsamen und Geängstigten brauchen. Er allein kann sich hinstellen und mit Fug und Recht behaupten: »Ich bin der Weg!« Wer mir folgt, den bringe ich zurück ins Vaterhaus Gottes.

Ich bin in diese sündengefallene Welt gekommen, um sie zu überwinden. Ich habe Sünde und Weltmächte, Tod und Teufel besiegt. Mir ist gegeben alle Macht im Himmel und auf Erden und ganz gewiß auch über alles, was Deine Ängste heraufbeschwört. Darum –

komm zu mir! Schau auf mich! Rufe mich an in der Not!

Mutmachend ist das Zeugnis derer, die sich als erste an Jesus hängten und hielten. Sie haben das Geheimnis eines geborgenen Lebens und eines getrosten Sterbens nicht egoistisch für sich genossen, sondern geteilt und mitgeteilt in Worten wie diese aus dem achten Kapitel des Römerbriefes: »Ist Gott für uns, wer mag wider uns sein? Welcher auch seines eigenen Sohnes nicht hat verschont, sondern hat ihn für uns alle dahingegeben; wie sollte er uns mit ihm nicht alles schenken?

Wer will verdammen? Christus ist hier, der gestorben ist, ja viel mehr, der auch auferweckt ist, welcher ist zur Rechten Gottes und vertritt uns. Wer will uns scheiden von der Liebe Gottes? Trübsal oder Angst oder Verfolgung oder Hunger oder Gefahr oder Krieg?

Ich bin gewiß, daß weder Tod noch Leben, weder Engel noch Mächte noch Gewalten, weder Gegenwart noch Zukunft, weder Höhen noch Tiefen und auch keine Kreatur uns scheiden kann von der Liebe Gottes, die in Jesus Christus ist, unserem Herrn!«

Diese Gewißheit haben Menschen durch die Jahrhunderte geschmeckt. In dieser angstüberwindenden Gewißheit dürfen Menschen auch heute leben, wo sich die Angst auf vielfältige Weise und in erschreckendem Maße breit und breiter macht.

So ermutige ich, den Weg aus der Angst zu beschreiten. Jesus zu vertrauen, der versichert: »Ich bin's! Ich bin der Weg!«

Ich lade ein, in die Verse eines unbekannten Liederdichters vom Anfang des 17. Jahrhunderts einzustim-

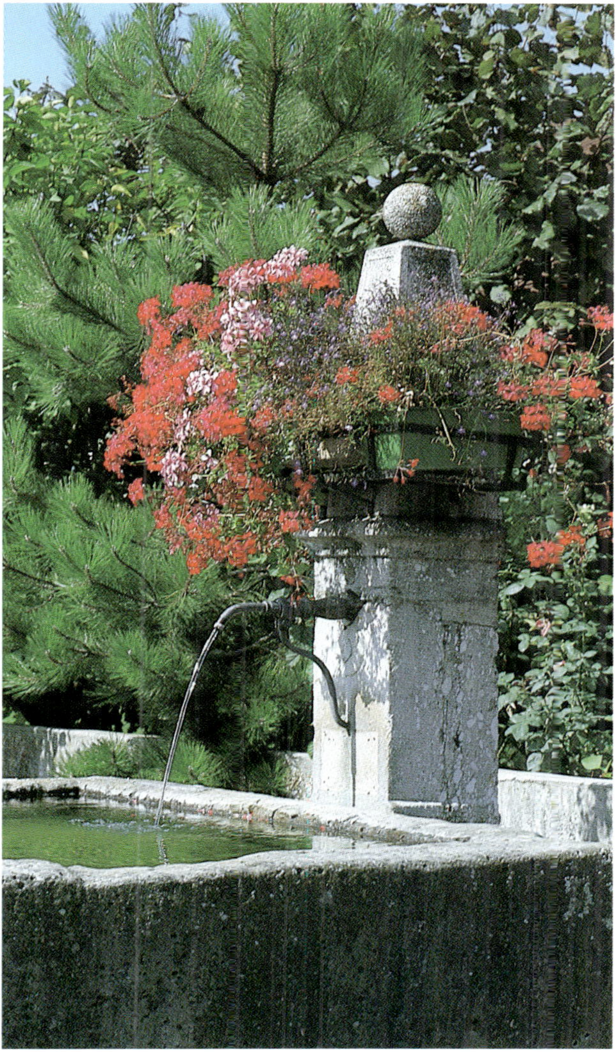

men, welche die wesentliche Botschaft dieses Buches noch einmal auf den Punkt bringen:

»Auf meinen lieben Gott
trau ich in Angst und Not;
der kann mich allzeit retten
aus Trübsal, Angst und Ketten,
mein Unglück kann er wenden,
steht alls in seinen Händen.

Ob mich mein Sünd anficht,
will ich verzagen nicht;
auf Christum will ich bauen
und ihm allein vertrauen,
ihm tu ich mich ergeben
im Tod und auch im Leben.

Ob mich der Tod nimmt hin,
ist Sterben mein Gewinn,
und Christus ist mein Leben;
dem tu ich mich ergeben;
ich sterb heut oder morgen,
er wird mich wohl versorgen.

Amen zu aller Stund
sprech ich aus Herzensgrund;
du wollest stets uns leiten,
Herr Christ, zu allen Zeiten,
auf daß wir deinen Namen
ewiglich preisen. Amen.«

Von Wolfgang Putschky sind in dieser Reihe erschienen:

Gemeinsam sind wir stark
64 Seiten, mit Farbbildern
Bestell-Nr. 07060
»Gemeinsam sind wir stark« – ein wahres Wort, und doch ist diese Binsenweisheit oft so schwer zu verwirklichen. An was liegt's?

Hauptsache Gesundheit – wirklich?
80 Seiten, mit Farbbildern
Bestell-Nr. 07061
»Hauptsache Gesundheit – Wirklich?« – Wolfgang Putschky hinterfragt diese gutgemeinte Aussage, die uns oft – in der Regel von aufmunterndem Schulterklopfen begleitet – widerfährt oder die wir selbst andern mit auf den Weg geben.